AF466371

CONSIDÉRATIONS

SUR LA

LARYNGOTOMIE

INTER-CRICO-THYROÏDIENNE

PAR

Manuel AGUIAR

DOCTEUR EN MÉDECINE DE LA FACULTÉ DE PARIS

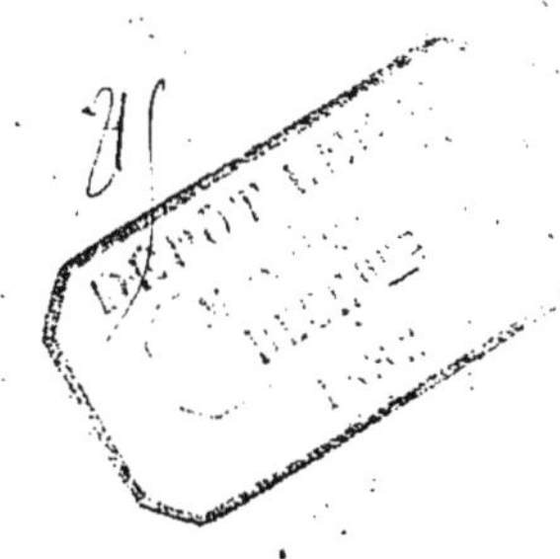

PARIS
ALPHONSE DERENNE
52, Boulevard Saint-Michel, 52
1883

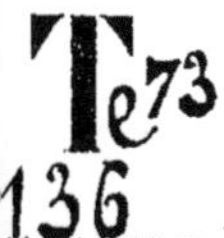

CONSIDÉRATIONS

SUR LA

LARYNGOTOMIE

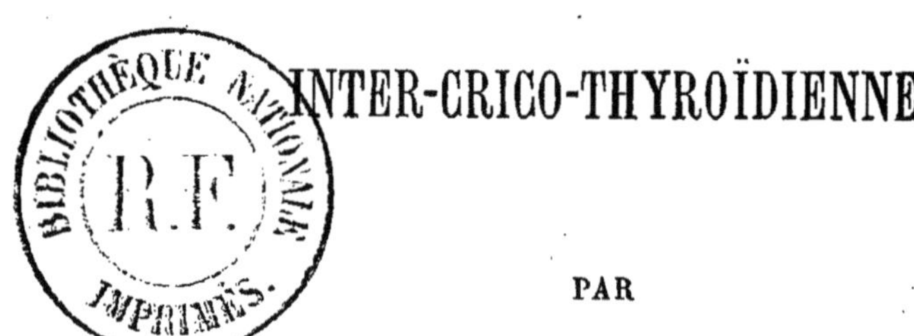

INTER-CRICO-THYROÏDIENNE

PAR

Manuel AGUIAR

DOCTEUR EN MÉDECINE DE LA FACULTÉ DE PARIS

PARIS
ALPHONSE DERENNE
52, Boulevard Saint-Michel, 52
1883

A LA MÉMOIRE DE MON PÈRE

A MA MÈRE

A MES FRÈRES

A MES AMIS

A MON PRÉSIDENT DE THÈSE

M. LE PROFESSEUR VERNEUIL

Témoignage de profonde reconnaissance.

A MES MAITRES BIEN-AIMÉS

Hommage de ma reconnaissance pour les bons conseils qu'ils ont bien voulu me donner, pour leurs savantes leçons et la bienveillance dont ils m'ont toujours honoré.

CONSIDÉRATIONS

SUR LA

LARYNGOTOMIE

INTER-CRICO-THYROÏDIENNE

INTRODUCTION

En choisissant pour sujet de thèse la laryngotomie inter-crico-thyroïdienne, nous n'avons pas eu la prétention de dire rien de nouveau sur une question traitée et discutée par des chirurgiens et des médecins du plus grand mérite.

Notre but a été plus modeste : nous avons cru utile de réunir les opinions favorables à l'opération nouvelle, les raisons sur lesquelles ces opinions se fondent, et surtout de faire voir dans quels cas il serait avantageux de remplacer la trachéotomie par l'ouverture de la membrane crico-thyroïdienne.

C'est après nous être rendu compte des travaux publiés sur cette question, après avoir étudié les opérations de ce genre faites dans ces derniers temps, que nous nous sommes décidé à faire notre travail. Nous avons désiré contribuer pour une part, si faible qu'elle soit, à la généralisation d'un procédé opératoire qui, resté longtemps dans l'oubli, a été repris dans ces dernières années par quelques médecins. Il nous a semblé que la laryngotomie inter-crico-thyroïdienne avait rendu aux malades et à la science de grands services et, suivant nous, elle est appelé à en rendre encore.

Nous avons divisé notre travail en quatre parties.

La première est un aperçu historique.

La seconde traite de l'anatomie de la région en insistant sur l'espace inter-crico-thyroïdien.

La troisième est une description détaillée du procédé opératoire.

Enfin la quatrième, nous l'avons réservée pour faire quelques considérations sur les indications et les complications de l'opération.

Qu'il nous soit permis ici de remercier M. Nicaise qui a bien voulu nous confier des notes inédites sur cette opération; ces notes nous ont été d'une grande utilité dans le cours de notre travail.

APERÇU HISTORIQUE

L'idée d'ouvrir la trachée pour faire respirer plus librement le malade est une opération qui date des temps les plus reculés et c'était sous le nom de *bronchotomie*, que les médecins anciens désignaient les diverses opérations qui consistaient à ouvrir les voies aériennes.

Galien dit qu'Asclépiade, de Bithynie, fut le premier qui pratiqua l'ouverture de la trachée. Paul d'Egine, qui vécut au VIIe siècle, paraît l'avoir pratiquée plusieurs fois, et il dit qu'Antille de Rome (340 ans post. J.-C.), fit une incision transversale entre les anneaux de la trachée et les sépara à l'aide de crochets; aussitôt que le malade put respirer plus librement, il réunit les lèvres de la plaie à l'aide d'une suture.

Plus tard tout fut englouti par les âges barbares et illettrés et ce n'est qu'au XVIIe siècle, lors de la Renaissance, que l'on vit réapparaître cette opération. Depuis cette époque la bronchotomie avec les progrès de la science subit de grands perfectionnements; mais l'idée de faire pénétrer l'air par une autre voie que celle de la trachée appartient à Vicq d'Azir.

En effet, c'est en 1776 que le chirurgien de Saint-Louis écrivit un mémoire qu'il communiqua à la Société Royale de médecine sur la possibilité de pénétrer dans le larynx en sectionnant la membrane crico thyroïdienne. Personne avant lui n'avait parlé de cette méthode; c'est donc à Vicq d'Azir que revient tout l'honneur de cette découverte.

Dans sa communication il ne donne aucune indication précise sur l'opération ; il dit seulement l'avoir essayée sur des chiens, mais il ne dit pas l'avoir pratiquée chez l'homme.

Trois années plus tard il fut fortement appuyé par Fourcroy dans sa thèse « *De Nova Laryngotomiæ Methodo*, 1779 » où il donne avec la méthode opératoire la description de la région, mais Fourcroy ne donne aucune observation où cette opération ait été pratiquée sur le vivant.

En 1812, Dessault dans ses Œuvres chirurgicales publiées par Bichat, vol. II, p. 236, établit un parallèle entre la trachéotomie et la laryngotomie crico-thyroïdienne se montrant partisan de cette opération, et insiste beaucoup sur sa valeur dans les cas de corps étrangers enclavés dans le larynx.

Il faut arriver jusqu'à 1831 pour trouver deux observations qui, d'après Malgaigne, ont été publiées par Roux.

La première observation fut celle d'un sujet atteint d'angine œdémateuse, et la seconde d'une femme atteinte de phthisie pulmonaire avec dyspnée intense. Le premier malade mourut asphyxié par suite de l'introduction du sang dans les bronches. La même complication eut lieu chez la femme ; mais Roux, ayant agrandi l'ouverture du larynx y introduisit une sonde par laquelle il aspira le sang et la malade fut sauvée.

Après Roux, Blandin, en 1834, pratiqua la laryngotomie chez un enfant qui mourut le troisième jour de l'opération par les progrès de l'angine laryngée couenneuse.

A cette même époque Bourguet (d'Aix), dans sa thèse sur la bronchotomie dit l'avoir pratiquée trois fois avec succès. La première observation est celle d'un malade menacé de suffocation imminente ; le chirurgien se trouvant auprès du malade plongea un trocart à hydrocèle dans l'espace crico-thyroïdien et la respiration se rétablit. Bourguet, ayant laissé le malade respirer pendant dix minutes par la canule du trocart, agrandit l'ouverture avec un bistouri au-dessus et au-dessous, sans toucher aux cartilages, et introduisit une canule de Bretonneau.

Disons tout de suite que cette canule, selon M. Nicaise, ne doit pas être employée dans cette opération, car son diamètre vertical est plus considérable que son diamètre transversal.

Dans la deuxième observation le corps thyroïde se trouvait hypertrophié et la trachée située profondément. Bourguet eut recours à la laryngotomie crico-thyroidienne. La troisième observation n'est pas publiée dans sa thèse. Quant aux deux premières elles furent suivies de succès.

En 1841, Lenoir, dans sa thèse d'agrégation, parle encore en faveur de cette opération, après avoir discuté les différents procédés de bronchotomie.

En 1846, Boyer recommande la laryngotomie crico-thyroïdienne, dans les cas de corps étrangers engagés dans l'un des ventricules du larynx.

Sestier, en 1852, dans une monographie, sur l'angine laryngée œdémateuse, donne plusieurs observations de laryngotomie inter-crico-thyroïdienne.

Velpeau, en 1839, dans son troisième volume de médecine opératoire, la recommande comme une opération facile.

Plus récemment encore, cette opération a été recommandée et pratiquée un certain nombre de fois par MM. Verneuil et Krishaber, ses plus zélés partisans. En effet, depuis une certaine époque, la laryngotomie crico-thyroïdienne paraissait être encore une fois tombée dans l'oubli, lorsque Krishaber, en France, après l'avoir longtemps étudiée et expérimentée, est venu la remettre en honneur.

C'est sous l'inspiration de Krishaber que M. Choukry en 1878 fit sa thèse sur la trachéotomie et la laryngotomie inter-crico-thyroïdienne et dans laquelle l'auteur s'attache principalement à la description du manuel opératoire au moyen des instruments incandescents, surtout le thermo-cautère Paquelin.

Jusqu'à 1870 le nombre d'observations de laryngotomie crico-thyroïdienne était assez restreint, mais depuis cette époque elle a été pratiquée un certain nombre de fois en France, par Krishaber, Verneuil, Le Fort, Labbé, Lannelongue, Richelot, Nicaise, etc. et tous n'ont eu qu'à se louer de l'avoir pratiquée.

Ainsi nous voyons que depuis Vicq d'Azir, cette opération a eu de nombreux partisans et, malgré cela, la laryngotomie n'a pas été vulgarisée autant qu'elle nous paraît le mériter.

C'est que d'un autre côté beaucoup de praticiens dont l'opinion est respectable, n'ont pas cru devoir l'accepter.

Parmi les arguments invoqués contre elle nous pouvons citer les suivants : l'espace crico-thyroïdien ne peut recevoir un tube suffisamment large pour le passage de l'air.

La canule altère les fonctions du larynx et empêche la tension des cordes vocales. Elle provoque une irritation considérable et peut occasionner une inflammation grave et même la nécrose des cartilages.

Des chirurgiens modernes ont soutenu également que l'espace n'est pas suffisamment large et M. Desprès lui fait encore le reproche de provoquer des ulcérations dans la partie postérieure du larynx.

Nous verrons plus tard que la plupart de ces dangers sont tout à fait chimériques, et les mensurations faites de cet espace et de la lumière du cartilage cricoïde prouvent qu'on peut introduire une canule sans aucun inconvénient pour le cricoïde et obtenir un passage considérable pour l'air par l'espace crico-thyroïdien.

Nous verrons aussi que la laryngotomie crico-thyroïdienne est une opération plus facile à pratiquer que la trachéotomie, seulement elle doit être soumise à des règles précises. Comme nous tâcherons de le démontrer plus tard, elle peut dans certains cas, remplacer la trachéotomie avec avantage, n'ayant pas comme cette dernière opération, l'inconvénient des hémorrhagies, qui rendent si dangereuse la trachéotomie surtout chez l'adulte.

La laryngotomie inter-crico-thyroïdienne, comme l'a désignée Krishaber, est une opération qui devient de plus en plus familière en Angleterre et Erischen, un de ses plus chauds partisans, ne craint pas, encouragé par les divers succès qu'il doit à cette opération chez l'adulte, de vouloir la substituer à la trachéotomie.

CONSIDÉRATIONS GÉNÉRALES

SUR LA RÉGION LARYNGO-TRACHÉALE ET EN PARTICULIER DE L'ESPACE CRICO-THYROIDIEN

La région sous-hyoïdienne ou laryngo-trachéale se trouve limitée en haut et en bas par la fourchette du sternum et sur les parties latérales par les muscles sterno-cleido-mastoïdiens.

Sa forme est variable ainsi que ses dimensions, suivant les âges, les sujets et les sexes.

Arrondie chez la femme et l'enfant de telle sorte que les points de repère pour la trachéotomie, dit M. Tillaux, dans son *Traité d'Anatomie topographique*, sont difficiles à déterminer, chez l'homme au contraire, surtout chez les individus maigres, les cartilages du larynx nous fournissent des points de repère immuables et d'une grande importance.

Nous rappellerons brièvement les différents organes qui se trouvent dans cette région et nous insisterons davantage sur la description de l'espace crico-thyroïdien, qui nous intéresse au point de vue de l'opération.

Le larynx étant au repos et la tête verticalement placée, le cartilage thyroïde correspond à la cinquième vertèbre cervicale tandis que depuis l'épiglotte jusqu'au bord inférieur du cricoïde, il correspond successivement aux troisième, quatrième, cinquième et sixième vertèbres de la même région.

La mobilité de cet organe est très grande et pendant la déglutition il monte ou descend.

La simple inspection ou la palpation permettent de constater sur la ligne médiane, et à la partie la plus supérieure une saillie assez prononcée chez les individus maigres (pomme Adami) et moins proéminente chez les femmes et les garçons avant la puberté ; cette saillie est formée par la réunion des deux lames symétriques du cartilage thyroïde. Immédiatement au-dessus d'elle se trouve une encoche profonde correspondant à la membrane thyro-hyoïdienne.

Au-dessous de la pomme d'Adam on trouve encore une dépression qui correspond à une seconde membrane, membrane crico-thyroïdienne, et plus bas une partie convexe qui correspond à la face antérieure du cartilage cricoïde.

Sur les parties latérales on peut sentir les lames quadrilatères du cartilage thyroïde en parties recouvertes par les muscles abaisseurs de l'os hyoïde.

En avant et au-dessous du cricoïde se trouve la dépression correspondant au point de jonction de ce cartilage avec la trachée.

Plus bas on aperçoit sur la ligne médiane une saillie légère qui correspond à l'isthme du corps thyroïde, et de chaque côté les lobes de cet organe.

Au-dessous de l'isthme vient la trachée, située entre les deux muscles sterno-mastoïdiens, et que l'on voit disparaître derrière la fourchette du sternum.

Quatre couches se trouvent situées au devant du conduit

laryngo-trachéal : la peau, deux couches aponévrotiques l'une superficielle, l'autre profonde, et une couche musculaire inter-aponévrotique ; mais en réalité, il n'existe sur la ligne médiane de cette région que deux couches : la peau et le raphé médian formé par l'entrecroisement des aponévroses superficielle et profonde.

Nous ne décrirons pas ces différentes couches, ni les vaisseaux qui se trouvent dans cette importante région, car nous ne ferions que répéter ce que l'on trouve mieux décrit dans tous les ouvrages classiques.

Occupons-nous seulement de l'espace crico-thyroïdien dont la connaissance nous intéresse au plus haut point, car c'est par défaut de notions anatomiques précises sur cette région, que cet espace a été déclaré comme étant trop étroit pour recevoir une canule.

Espace crico-thyroïdien.

On nomme ainsi l'espace compris entre le cartilage thyroïde qui se trouve en haut, et le cartilage cricoïde qui se trouve immédiatement au-dessous. Cet espace est beaucoup plus considérable en avant et sur la ligne médiane, que sur les côtés où il devient presque linéaire.

Nous avons déjà signalé les différentes couches qui se trouvent situées au devant du conduit laryngo-trachéal, nous avons vu aussi qu'il n'existe sur la ligne médiane de cette région à proprement parler que deux couches : la peau et le raphé médiau, de sorte que pour tomber sur la membrane crico-thyroïdienne le chirurgien n'a qu'à diviser ces deux seules couches sans nulle crainte de blesser des organes importants.

La peau de cette région est extrêmement mince, elle est doublée par une couche sous-cutanée de tissu conjonctifs C'est dans cette couche que se trouvent la veine jugulaire antérieure, des rameaux artériels qui viennent de la thyroïdienne supérieure et quelques filets nerveux.

Nul doute que tous ces vaisseaux sont sujets à de nombreuses anomalies, mais c'est surtout la veine jugulaire antérieure, vaisseau important de cette couche, qui est le plus sujet à ces anomalies. Faisons remarquer pourtant que cette veine est toujours très développée, surtout chez l'adulte et par ses anastomoses elle forme un lacis très abondant au devant de la trachée, ce qui constitue la gravité particulière de la trachéotomie à cet âge de la vie.

A ce lacis veineux aboutissent des branches que viennent de la partie supérieure de la région et qui passent en avant de l'espace crico-thyroïdien.

Au dessous de cette couche que nous venons de décrire se trouve le raphé médian dont nous avons déjà parlé, doublé, lui aussi, par une couche de tissu conjonctif, beaucoup plus lâche que la première et qui devient plus épaisse à la partie inférieure de la région. C'est dans cette couche que se trouvent les vaisseaux que nous allons signaler.

Dans les dissections faites par M. Nicaise de cette région il a pu constater l'existence d'un réseau veineux d'assez faible calibre, formé par des anastomoses des veines crico-thyroïdiennes, puis des rameaux de l'artère laryngée inférieure ou crico-thyroïdienne. Il a pu constater aussi une veine médiane assez large située en arrière de l'aponévrose, entre les muscles sterno-hyoïdiens et un cordon fibreux, aplati qui partait du corps thyroïde, et allait s'insérer au bord inférieur et derrière l'os hyoïde. Il avait de 3 à 4 m. m. de largeur.

En arrière se trouvait sur la région cricoïdienne et thyroïdienne un plexus veineux dont les veines avaient près de 2 millimètres de diamètre. Ces veines se continuaient latéralement avec les veines crico-thyroïdiennes. Les artères de cette région viennent de la laryngée inférieure ou crico-thyroïdienne, branche de la thyroïdienne supérieure. La crico-thyroïdienne passe sous le muscle crico-thyroïdien et s'anastomose avec celle du côté opposé pour constituer une arcade artérielle immédiatement en rapport avec la membrane crico-thyroïdienne. De cette arcade partent des rameaux qui vont perforer l'espace crico-thyroïdien. Les vaisseaux qui passent sur le muscle crico-thyroïdien viennent traverser l'espace dans l'angle qui se trouve entre le bord supérieur du muscle crico-thyroïdien et le bord externe du ligament.

Les divisions de l'artère crico-thyroïdienne perforent la membrane de ce nom, en différents points et l'un des rameaux s'enfonce dans le thyroïde au niveau de l'interstice du crico-thyroïdien (Nicaise).

L'arcade artérielle que nous avons signalée au devant de la membrane crico-thyroïdienne peut se trouver placée plus haut ou bien plus bas par suite d'une anomalie, et dans une planche contenue dans l'Anatomie topographique de M. Tillaux, nous voyons cette arcade passer au devant de l'isthme du corps thyroïde.

Après avoir étudié les différents organes qui se trouvent

au devant de l'espace crico-thyroïdien, passons à l'étude de la membrane crico-thyroïdienne.

Cette membrane ferme l'espace du même nom et par sa position superficielle, rend la laryngotomie d'une exécution simple, sans aucune crainte de blesser des organes importants comme nous avons déjà dit. Les quelques vaisseaux qui se trouvent situés au-devant d'elle constitueraient le seul moment délicat de l'opération ; cependant leur section ne présenterait aucun danger. L'observation de Krishaber, citée par M. Nicaise dans son rapport lu devant la Société de chirurgie, fait mention de l'ouverture d'une artériole, et dans l'observation de M. Richelot, une grosse jugulaire fut ouverte. Dans l'un et l'autre cas l'hémorrhagie a été promptement arrêtée par une pince hémostatique.

C'est là, dit M. Nicaise, une excellent procédé d'hémostase pendant l'opération de la trachéotomie, qu'il soutient avoir employé plusieurs fois avec avantage.

La membrane crico-thyroïdienne porte aussi le nom de ligament crico-thyroïdien moyen. Elle a la même forme que l'espace qu'elle ferme et par conséquent est plus large à la partie antérieure que sur les parties latérales où elle devient presque linéaire. Cette membrane est très élastique et présente une épaisseur assez remarquable surtout sur la ligne médiane. Elle se compose d'une couche cellulo-fibreuse commune qui remplit complétement l'espace crico-thyroïdien et d'un faisceau médian très résistant, formant un demi-cône dont le sommet tronqué s'insère à la partie moyenne du bord inférieur du thyroïde, et la base à la partie antérieure de la circonférence supérieure du cricoïde.

Ce ligament est parsemé de nombreux trous qui donnent

passage aux artérioles et aux veinules que nous avons décrites précédemment. Sa face postérieure adhère intimement à la muqueuse du larynx. Sa face antérieure se trouve en rapport avec les organes que nous connaissons déjà et les muscles crico-thyroïdiens qui la recouvrent sur les parties latérales, et dont elle est séparée par les artères crico-thyroïdiennes.

Les muscles crico-thyroïdiens en contact à leur insertion inférieure, présentent à la partie supérieure un écartement de 11 millimètres environ, laissant apercevoir par cet espace la membrane crico-thyroïdienne, dont la position superficielle rend très facile la pénétration dans le larynx par cette voie.

La membrane crico-thyroïdienne se trouve encore en rapport avec la terminaison du nerf laryngé externe, branche du laryngé supérieur qui la perfore d'avant en arrière pour aller se distribuer dans la muqueuse du larynx à sa portion sous-glottique. Il existe encore au-devant de cette membrane, un petit filet nerveux, décrit sous le nom de nerf de Galien, et qui est formé par l'anastomose d'une branche du nerf laryngé supérieur avec un rameau ascendant du nerf récurrent.

Sur la ligne médiane de cette membrane on peut rencontrer dans certaines circonstances, un prolongement de l'isthme du corps thyroïde, et de l'artère thyroïdienne de Neubauer, mais cette dernière anomalie est extrêmement rare. Quant au prolongement de l'isthme du corps thyroïde, connu sous le nom de pyramide de Lallouette, il est moins rare, et M. Nicaise dans ses expériences l'a rencontré plus d'une fois. La présence de cet organe ne compliquerait en rien l'opération, car dans les cas où il existerait il serait facile de l'écarter.

Nous avons dit que la face postérieure du ligament crico-thyroïdien adhérait intimement à la muqueuse laryngée, il n'en est plus de même en avant. En incisant les insertions qui se font sur le cricoïde, on décolle facilement la membrane jusqu'au premier anneau de la trachée, en la séparant en avant du cricoïde.

Disons avant de terminer avec les rapports de cette membrane, qu'il est possible de trouver, comme cela est arrivé à M. Nicaise dans une de ses expériences, au niveau de la circonférence supérieure du cricoïde, une sorte de veine ou de lacis veineux demi-circulaire, situé dans un dédoublement du ligament crico-thyroïdien.

Maintenant que nous connaissons les rapports de la membrane crico-thyroïdienne, passons à l'étude de cette membrane au point de vue de ses dimensions, car le discrédit dans lequel est toujours restée la laryngotomie crico-thyroïdienne, peut être attribué, comme l'a dit M. Nicaise dans son rapport, au défaut de notions anatomiques précises sur la région. Or, un point important à résoudre est celui de savoir si l'espace est suffisamment large pour pouvoir passer une canule.

Des mensurations répétées ont été faites dans ce but par M. Krishaber, le Dr Choukry et tout dernièrement par M. de Launay dans sa thèse de doctorat.

Les résultats auxquels ils sont arrivés diffèrent un peu. Ainsi Krishaber qui a fait des expériences sur des cadavres d'adultes, conclut qu'il est toujours possible de passer une canule dans l'espace crico-thyroïdien sans toucher les cartilages, et qu'une incision verticale de la membrane suffit pour pénétrer dans la cavité du larynx ; mais il ajoute qu'il faut que l'opérateur se serve de sa canule conique à bec, dont nous parlerons plus tard.

Pour cet auteur, l'espace crico-thyroïdien mesure de 8 à 11 millimètres, mais en forçant légèrement le passage il a pu introduire quatre fois sur dix-huit une canule dont la plus grosse partie mesurait 13 millimètres de diamètre.

M. Choukry n'a jamais trouvé les dimensions de la membrane aussi grandes que l'indique M. Krishaber ; d'après ses expériences sur l'adulte, elles n'excéderaient pas 8 millimètres quand elle est bien tendue, mais il admet que le passage est encore suffisant, si on se sert de la canule à bec de Krishaber.

Dans ses expériences M. Choukry s'est servi d'une canule de 8 millimètres de diamètre et il dit avoir toujours pu pénétrer dans la trachée sans violence ni tiraillement.

Quant à M. de Launay, il donne une moyenne, chez l'homme adulte, de 10 millimètres à 10 millimètres 1/4 dans la demi extension de la tête, et de 12 millimètres 1/2 en abaissant le cricoïde.

Chez les vieillards, 9 3/4 pour le premier état, et 11 à 11 1/2 pour le second.

Chez les femmes, il trouve pour les adultes 8 et 10 à 11 millimètres. Chez les femmes âgées de 8 à 10 1/2.

Ainsi nous voyons que les dimensions données par M. de Launay se rapprochent de celles de Krishaber, mais elles sont encore un peu plus grandes, tandis que celles données par M. Choukry s'en éloignent. Cela nous montre que les dimensions de cet espace varient dans d'assez grandes proportions selon les individus.

M. Nicaise qui a fait de nombreuses mensurations est arrivé à trouver chez la femme, comme hauteur minimum, 7 millimètres 1/2 ; maximum, 13 millimètres ; en moyenne, 8 à 10 millimètres.

Chez l'homme, la hauteur de l'espace crico-thyroïdien serait en moyenne de 9 à 11 millimètres environ.

Il est donc possible, d'après les dimensions de cette membrane, d'introduire une canule dans l'espace crico-thyroïdien, d'autant plus qu'il se passe entre le cartilage thyroïdie et cricoïde un mouvement qui peut donner une augmentation de 2 à 3 millimètres comme il a été démontré par M. Farabeuf (*Soc. de chir*. Novembre 1878).

Cependant, il est de toute nécessité comme nous verrons plus tard, que le chirurgien ait à sa disposition des canules de diamètre différents, l'espace crico-thyroïdien présentant des dimensions variables selon les individus.

Quand on peut disposer d'une canule appropriée, les mouvements du thyroïde sur le cricoïde ne seraient d'utilité que pour aider la canule à exécuter son arc de cercle.

Si malgré les mouvements qui se passent entre les deux cartilages la canule trouvait de la résistance pour pénétrer à fond, il serait permis de faire dans ces cas, à l'exemple de M. Richelot, une incision verticale du cricoïde. Cette incision ne complique en rien l'opération et permet à la canule d'exécuter son arc de cercle. La canule ne doit jamais être forcée, car elle pourrait déterminer une fracture du cricoïde, comme cela arrive, surtout chez les individus avancés en âge.

Cette fracture, dit M. Nicaise, peut s'expliquer par la disposition anatomique de ce cartilage. Tandis que le diamètre antéro-postérieur de cet anneau reste à peu près le même dans toute sa hauteur, le diamètre transversal va en diminuant de bas en haut, et il est plus étroit vers l'arc postérieur que vers l'arc antérieur ; il en résulte que la canule s'applique derrière l'arc antérieur, qu'elle comprime latéralement le cartilage et tend à faire éclater l'anneau si elle est trop volumineuse et qu'on emploie quelque violence pour son introduction.

PROCÉDÉ OPÉRATOIRE

EMPLOYÉ DANS L'OPÉRATION DE LA LARYNGOTOMIE INTER-CRICO-THYROIDIENNE

Les instruments nécessaires à l'opération sont les suivants :

Un bistouri, le thermo-cautère, plusieurs canules à bec de Krishaber, des écarteurs, des pinces hémostatiques, de la tarlatane, de l'amadou et une solution phéniquée dans les proportions suivantes :

Eau.	90	grammes.
A. phénique.	2	—
Alcool	10	—

Le malade étant couché sur le dos, la tête dans l'extension, le chirurgien se place à sa droite, fixe le larynx en le tenant entre le pouce et le médius de la main gauche. Il applique l'extrémité de l'index de la même main, sur le tubercule inférieur du cartilage thyroïde. Ce tubercule est un point de repère immuable pour trouver l'espace crico-thyroïdien. Celui-ci, en effet, est placé immédiatement au-dessous du tubercule.

A partir de ce point et sur la ligne médiane, en allant vers le sternum, on pratique une incision de deux centimètres et demi de longueur. On l'arrête au milieu de la face antérieure du cricoïde. Elle doit intéresser toute l'épaisseur de la peau et avec les écarteurs on sépare les deux lèvres de la plaie. On divise l'entrecroisement des fibres aponévrotiques qui forment le raphé médian cervical antérieur et l'on tombe dans l'intervalle compris entre les deux muscles sterno-hyoïdiens. En écartant ces deux muscles l'un de l'autre on aperçoit la membrane crico-thyroïdienne, facile à reconnaître à son aspect nacré. C'est dans l'interstice celluleux qui séparent les muscles sterno-hyoïdiens que se trouvent les vaisseaux dont la section donnerait une légère hèmorrhagie. On pourra dans tous les cas y parer facilement.

Si l'on vient à recontrer la pyramide de Lallouette il serait facile de l'écarter.

Une fois la membrane crico-thyroïdienne mise à découvert, on l'incise dans toute sa hauteur. On introduit la canule, et après avoir attendu que la respiration soit complétement établie, on place une rondelle d'amadou percée à son centre d'un trou, entre le pavillon de la canule et la peau. Il ne reste qu'à la fixer et la couvrir d'une cravate légère de tarlatane.

L'opération peut être faite soit au bistouri, soit au thermo-cautère.

Si l'on fait usage de ce dernier, il vaut mieux procéder par ponctuations successives. C'est, comme le dit Krishaber, le meilleur moyen d'éviter les hémorrhagies secondaires.

Nous avons décrit l'opération le plus clairement et le plus succinctement possible ; il nous reste à faire quelques considérations pour montrer tous les avantages que nous lui trouvons.

Nous appelerons d'abord l'attention sur la simplicité de la méthode opératoire. Il nous semble que dans un cas d'urgence on doit être bien aise d'avoir à sa disposition un procédé si facile et si expéditif.

Pour ce qui est de l'extension de la tête, elle rend sans doute l'opération plus aisée : mais elle n'est pas absolument indispensable et lorsqu'il y aura danger d'asphyxie pour le malade on pourra opérer dans une extension à peine marquée.

La région étant très superficielle, la recherche du cartilage thyroïde et de son tubercule inférieur sera facile et c'est important, car nous avons vu que ce tubercule est un point de repère excellent d'où doit partir l'incision de la peau.

Même dans les cas d'œdème ou de tuméfaction du cou, en exerçant une légère pression, on pourra sentir sa présence.

Nous avons dit qu'au moment de couper l'interstice celluleux des muscles sterno-hyoïdiens il pouvait y avoir hémorrhagie provenant de la section des vaisseaux qui se trouvent dans cet espace et nous avons ajouté qu'elle peut facilement être arrêtée. Pour avancer cela, nous nous sommes appuyé sur un certain nombre d'observations que nous avons consultées et entre autres citons celle de M. Richelot. Ce chirurgien, dans une opération de laryngotomie inter-crico-thyroïdienne, ayant coupé sans ménagement une grosse jugulaire antérieure, la saisit immédiatement avec une pince hémostatique, se rendit maître de l'hémorrhagie et continua son opération sans accident.

M. Richelot est tellement convaincu que ces hémorrhagies se présentent rarement et que quand elles se présentent elles sont inoffensives qu'il considère comme inutile l'usage du thermo-cautère.

Cet instrument, dit-il, peut être admis pour la trachéotomie ; mais c'est pousser trop loin l'amour du thermo-cautère que de le proposer pour une opération aussi simple que celle dont il est question ici.

Nous ne voudrions pas être aussi absolu. Il est vrai que dans la plupart des cas, le thermo-cautère ne servirait qu'à compliquer le manuel opératoire ; mais il faut reconnaître que dans certains cas de tumeurs avoisinant la région crico-thyroïdienne, la vascularité de cette région est telle, qu'il serait dangereux d'employer le bistouri. Nous n'hésiterons pas alors à faire usage du thermo-cautère.

D'ailleurs, qu'on emploie l'instrument tranchant ou l'instrument incandescent, la méthode opératoire reste la même ; sauf qu'avec le thermo-cautère il faut procéder par ponctuations successives.

L'instrument sera chauffé au rouge sombre, de façon à ce qu'il cautérise plutôt qu'il ne coupe.

En procédant ainsi, on n'est pas absolument à l'abri des hémorrhagies ; mais on a l'avantage de ne pas produire d'eschares qui par leur chute donnent souvent lieu à des hémorrhagies secondaires.

Une condition essentielle est de bien nettoyer la plaie avant d'ouvrir la membrane crico-thyroïdienne pour empêcher la pénétration du sang dans l'arbre aérien. Il est vrai que si des quantités relativement notables de liquides ont pu entrer impunément dans les poumons, l'introduction du sang, même en quantité minime, produit des accidents formidables, peut-être à cause de sa coagulation rapide.

Si pendant la division des tissus une artère donnait, on pourrait à la rigueur arrêter l'hémorrhagie par la simple compression digitale, mais il vaut mieux, pour ne pas perdre de temps, appliquer immédiatement une pince hémostatique.

Une fois la membrane crico-thyroïdiennne mise à découvert, on l'incise dans toute sa hauteur, d'abord en la ponctionnant dans son centre, puis tournant successivement le tranchant du bistouri en haut et en bas, on la coupe complètement. L'incision ainsi faite suffit à elle seule dans la plupart des cas pour l'introduction de la canule. La canule à employer est celle de Krishaber. Elle se compose de trois parties :

1° Un tube semblable à celui de toutes les canules, sauf que son extrémité inférieure est légèrement échancrée sur les côtés ;

2° D'un tube interne qui s'adapte au premier et dont la partie inférieure, conique, est percée de deux ouvertures latérales, qui permettent à l'air de passer pendant l'opération. Ce tube par sa partie conique agit comme la tige pleine d'un trocart et facilite l'introduction de la canule sans avoir besoin de dilatateur ;

3° D'un troisième tube semblable à celui d'une canule ordinaire et qui sert à remplacer le tube interne une fois l'opération terminée.

M. Nicaise avait proposé de faire indépendamment de l'incision verticale, une autre incision transversale sur la membrane crico-thyroïdienne. On est d'accord aujourd'hui sur l'inutilité de cette seconde incision. Les expériences faites sur le cadavre par M. Nicaise, l'avaient poussé à croire que les déchirures qui se produisent latéralement, lors du passage de la canule seraient évitées par une incision cruciale permettant à la canule de passer plus librement. Mais l'expérience faite par M. Richelot a prouvé que cette incision n'était d'aucune utilité pratique.

Krishaber pensait que les incisions latérales ne servent qu'à compliquer une opération dont le plus grand mérite est la simplicité. Suivant lui, l'incision verticale suffit pour pénétrer dans l'ouverture avec sa canule à bec préalablement graissée et il n'attache aucune importance à la petite déchirure qui pourrait se produire quand la canule est trop grosse.

Donnons maintenant quelques détails sur l'introduction de la canule et le moyen de la mettre en place, ce que nous avons fait trop brièvement dans la description de l'opération.

La canule numéro 5, de 9 millimètres de diamètre, est celle qu'on doit préférer.

Elle sera munie de deux petits rubans plats destinés à être attachés derrière le cou.

On disposera autour de la canule la rondelle d'amadou préalablement imbibée de la solution phéniquée, le tube interne à bec introduit dans l'externe.

La canule ainsi armée est introduite dans l'incision en suivant l'index gauche comme guide.

Si on trouvait de la difficulté à faire décrire son arc de cercle à la canule, on ferait, à l'exemple de M. Richelot, la section médiane du cricoïde, et la canule vaincra la résistance par l'écartement des parties latérales de ce cartilage.

Ce n'est que dans les cas difficiles qu'on doit entamer le cricoïde pour faciliter l'introduction de la canule.

Dans la plupart des cas on n'aura pas besoin de toucher ce cartilage. Du reste son incision dans les cas nécessaires ne présente aucun des dangers qu'on a bien voulu lu attribuer.

Une fois la canule introduite, on retire le tube interne à bec et on le remplace par la canule interne qui doit rester définitivement. C'est cette canule que l'on enlève dans le cas de besoin.

Nous terminerons en disant que les bords de la plaie seront nettoyés soigneusement avec l'eau phéniquée, puis le cou sera entouré d'une cravate légère de tarlatane comme on a coutume de faire dans toute trachéotomie.

CONSIDÉRATIONS

SUR LES INDICATIONS ET LES COMPLICATIONS DE CETTE OPÉRATION

En abordant se chapitre nous n'avons pas l'intention de signaler tous les cas dans lesquels la laryngotomie inter-crico-thyroïdienne peut être employée ; ces indications sont celles qui nécessitent en général la trachéotomie.

Notre but est plus restreint et nous ne parlerons que des cas dans lesquels la trachéotomie est dangereuse et peu être remplacée avec avantage, par la laryngotomie inter-crico-thyroïdienne, car dans l'état actuel de la science le nombre des observations n'est pas suffisant pour pouvoir établir un parallèle entre elle et la trachéotomie. Sans doute, l'opération qui nous occupe, comme dit M. Richelot, est fort séduisante à plus d'un titre ; mais on peut craindre des complications et il faut attendre que le nombre des observations soit suffisant pour la juger de tous points supérieure à la trachéotomie.

Nous verrons quand nous parlerons des complications de cette opération, les dangers qu'on a bien voulu lui attribuer, mais disons-le tout de suite, jusqu'à présent aucune observation n'est venue confirmer ces craintes.

Les cas où la laryngotomie serait formellement indiquée, peuvent être divisés en plusieurs catégories.

A. — Cas dans lesquels le gonflement, la déformation du cou ne permettent d'arriver à la trachée qui difficilement.

Cas dans lesquels le cou est extrêmement court.

Cas dans lesquels la trachée sera recouverte par une hypertrophie du corps thyroïde, ou par des vaisseaux volumineux.

Cas dans lesquels l'obstacle à la respiration siège au niveau et au-dessous des cordes vocales.

La laryngotomie trouverait encore son indication dans les cas suivants :

Au moment d'un danger immédiat, lorsque le chirurgien se trouve seul en présence du malade, et que la suffocation est imminente, et comme opération préliminaire dans les cas de tumeurs de la bouche. Ainsi M. Richelot pratiqua la laryngotomie inter-crico-thyroïdienne, pour prévenir les dangers de la propulsion de la langue en arrière, après la suppression de ses points d'attache.

Examinons l'un après l'autre chacun de ces cas.

Cas dans lesquels le gonflement, la déformation du cou, ne permettent d'arriver à la trachée que difficilement.

Ces cas se rencontrent chez l'adulte.

Tandis que les lymphatiques de la membrane muqueuse du voile du palais, des amygdales et de la partie postérieure du pharynx, ont une communication facile avec les nombreux ganglions situés au-dessous de la mâchoire, les lymphatiques de la muqueuse du larynx et de la trachée ne se portent que vers les ganglions situés au-dessous de la grande corne de l'os hyoïde, et à ceux occupant les parties latérales de la trachée. Ce sont ces ganglions qui, dans les cas de tumeurs malignes du larynx, prennent un développement rapide donnant à droite et à gauche du cou des tumeurs plus ou moins volumineuses, qui occupent toute l'étendue comprise entre la mâchoire et les clavicules. Ces tumeurs ganglionnaires, quand elles sont très volumineuses laissent à la partie antérieure du cou au niveau du raphé médian, un sillon profond au fond duquel on sent difficilement le larynx, tandis que la trachée par sa situation plus profonde disparaît enveloppée par les masses ganglionnaires qui la repoussent en arrière, ou bien sur les côtés.

Chez un malade de M. Gosselin dont nous rapportons l'observation, on trouvait toutes ces complications. Le cou, non seulement était déformé, mais la trachée se trouvait fortement repoussée et comprimée.

Nous trouvons les mêmes complications chez un des malades opérés par M. Verneuil, et dont l'observation recueillie par son interne, M. Leclerc, a été publiée dans la thèse de M. Hameau. Le cou présentait, surtout du côté gauche, des masses ganglionnaires et l'examen du tube laryngo-trachéal devenait impossible ; il n'était plus à sa place normale, mais très fortement dévié vers la droite.

Il est évident que la trachéotomie dans de pareils cas devient impossible, la laryngotomie elle-même qui fut pratiquée par M. le professeur Verneuil, ne laissa pas que d'être assez laborieuse, tant le larynx se trouvait profondément situé et dévié.

Cas dans lesquels le cou est extrêmement court.

M. Sappey donne une longueur moyenne à la trachée de 13 centimètres chez l'homme et de 11 centimètres chez la femme ; mais pour le chirurgien la véritable limite est la fourchette du sternum. Ce sont les dimensions de la trachée entre le cartilage cricoïde et le sternum qu'il est intéressant de connaître.

Nous empruntons au remarquable ouvrage d'Anatomie topographique de M. Tillaux, les résultats que lui ont donné un certain nombre de mensurations pratiquées dans ce but sur l'homme et la femme adultes :

Voici ces résultats :

Distance entre le cricoïde et le sternum.

FEMMES			HOMMES		
Age	Taille m. c.	Cent.	Age	Taille m. c.	Cent.
21	1,57	7	44	1,61	6
39	1,50	6 1/2	40	1,69	5 1/2
18	1,48	7	43	1,70	7
36	1,55	6 1/2	36	1,78	8 1/2
39	1,54	7	41	1,55	7
20	1,47	7	64	1,95	4 1/2
47	1,52	6	33	1,60	7
38	1,54	6	39	1,63	6
27	1,57	5	15 12	1,75	7 1/2
67	1,50	7 1/2	32	1,68	5 1/2
17	1,64	7	33	1,68	5 1/2
21	1,50	5 1/2	17	1,55	7 1/2

Il n'y a qu'à jeter un coup d'œil sur ce tableau pour

pouvoir se rendre compte des nombreuses variétés qui existent suivant les sujets.

Ces dimensions données par M. Tillaux seraient favorables à la trachéotomie, mais cette opération présenterait déjà de grandes difficultés quand la distance entre le cricoïde et le sternum serait de 5 centimètres.

M. Tillaux admet bien la crico-trachéotomie dans les cas où une courte distance sépare le cricoïde de la fourchette du sternum.

Il existe des cous beaucoup plus courts et les observations ne sont pas rares, dans lesquelles le chirurgien n'a trouvé qu'une distance de 3 centimètres.

Chez un malade de 32 ans, opéré par M. Verneuil, et dont l'observation a été communiquée à la Société de chirurgie, il y avait 3 centimètres de distance entre la crosse de l'aorte et le cricoïde. M. Verneuil pratiqua la laryngotomie inter-crico-thyroïdienne et la limite inférieure de l'incision n'était qu'à un centimétre de l'aorte ; il n'existait donc pas de place pour la trachéotomie.

Dans les expériences faites par M. Nicaise, nous trouvons chez deux vieillards, l'un de 60 ans, l'autre de 71, une distance entre le bord inférieur du cricoïde et la fourchette sternale chez le premier de 42 milim. et chez le second de 35 millimètres.

Ces cas sont donc favorables à la laryngotomie inter-crico-thyroïdïenne.

Cas dans lesquels la trachée sera recouverte par une hypertrophie du corps thyroïde.

Dans les cas de tumeurs trop avancées du corps thyroïde pour autoriser une opération curative, on devrait avoir recours, à titre d'opération palliative, à la laryngotomie crico-thyroïdienne, pour remédier aux accès de suffocation qui emportent souvent les malades ; on ne doit pas oublier les difficultés que présenterait la trachéotomie dans ces conditions : refoulement et déviation de la trachée, épaisseur des tissus à traverser, leur vascularité, et songer aux avantages de l'opération de Vicq d'Azir, car en agissant ainsi, on a un point de repère fixe, toujours accessible, superficiel et souvent non encore envahi par le néoplasme.

M. le professeur Le Fort, qui se montre fort partisan de cette opération, recommande de se servir dans ces cas d'une canule à très long bec de manière à dépasser le point comprimé par la glande hypertrophiée.

Ce que nous venons de dire pour l'hypertrophie du corps thyroïde, nous pouvons l'appliquer quand on se trouve en présence de certaines tumeurs du larynx avec développement considérable des vaisseaux du cou. L'hémorrhagie qui serait à craindre avec la trachéotomie, peut être évitée dans ces cas en donnant la préférence à la laryngotomie, d'autant plus que la première opération, si l'on voulait la pratiquer, présenterait de grandes difficultés. En effet, en raison de la dypsnée les muscles inspirateurs auxiliaires sont pour ainsi dire en contraction permanente, et il en résulte une élévation du thorax qui finit par devenir constante. Si nous ajoutons l'abaissement du larynx qui a lieu dans toute dyspnée nous voyons que l'espace compris entre la fourchette sternale et le cricoïde est pour ainsi dire nul, et que dans ces cas la trachée devient inaccessible.

Cas dans lesquels l'obstacle à la respiration siège au niveau ou au-dessous des cordes vocales.

Pour les corps étrangers le médecin se trouve en présence de symptômes graves ; l'examen est très difficile, souvent même impossible. Si le malade est sous le coup d'une asphyxie imminente, toute exploration est impossible ; la conduite à tenir est alors bien déterminée il faut pratiquer une opération d'urgence et celle qui présenterait le moins de difficultés, par sa simplicité et sa rapidité pour faire respirer le malade, serait la laryngotomie de Vicq d'Azir.

Il est vrai que le corps étranger se trouve plus fréquemment dans la trachée que dans le larynx, mais l'ouverture pratiquée dans la membrane crico-thyroïdienne permettra d'examiner facilement le larynx et la trachée et de déterminer exactement le siège du corps étranger. S'il est situé dans le larynx on peut l'enlever directement par la bouche, ou bien à l'aide du cathétérisme pratiqué de bas en haut l'extraire par la plaie. L'observation que nous donnons de corps étranger dans les voies aériennes nous paraît très remarquable, car non-seulement le chirurgien put saisir le corps étranger qui se trouvait dans la trachée et l'extraire par la plaie laryngienne, mais celle-ci fut complétement cicatrisée 20 jours après l'opération.

Dans certains cas l'obstacle à la respiration siége au niveau des cordes vocales et l'opération, quoique facile par les voies naturelles, ne peut pas être tentée à cause de la grande sensibilité du pharynx.

Tel est le cas de Burow (Archives de Langenbeck, VIII, 528. Th. de doct., M. Planchon).

Burow extirpa chez un homme de 48 ans un polype du larynx après avoir coupé la membrane crico-thyroïdienne. Le polype était inséré à la partie antérieure de la corde vocale droite sur une étendue d'environ 4 millim.

La sensibilité du pharynx était très développée chez ce malade.

Le 14 octobre 1864, Burow fendit la membrane crico-thyroïdienne, y introduisit une petite pince, puis pénétrant avec l'index gauche dans la bouche par dessus l'épiglotte, il chercha à écraser le polype, opération qu'il avait déjà faite avec succès, chez une femme atteinte en outre de cancer de l'œsophage.

Mait le doigt ne put atteindre la glotte. Eclairant alors le larynx par la plaie, l'extrémité du polype fut vue à une faible distance, elle fut saisie avec un crochet, puis avec de petits ciseaux recourbés, on coupa son pédoncule à une demi ligne du bord de la corde vocale, comme on put s'en convaincre plus tard à l'examen laryngoscopique. Au bout de quinze jours le reste du polype avait beaucoup diminué : la voix n'avait pas encore tout son timbre. Le malade ne garda ni le lit ni sa chambre. Cinq jours après l'opération la plaie était guérie.

Faisons remarquer qu'ici l'opération fut pratiquée comme procédé curatif; tandis que dans d'autres circonstances, l'opération pourrait être tentée pour prévenir les accès de suffocation.

La plupart des cas que nous venons de passer en revue peuvent se présenter chez le même individu et, certes, ce n'est pas à la trachéotomie qu'on doit s'adresser dans de telles circonstances. Cette opération présenterait de grandes difficultés si l'on voulait la tenter, car il existe comme nous avons déjà dit : refoulement et déviation de la trachée qui se trouve profondément située. De plus l'épaisseur des tissus à traverser, leur grande vascularité s'opposent d'une manière formelle à la trachéotomie et par conséquent la laryngotomie inter-crico-thyroïdienne serait la seule ressource dans ces conditions. C'est à elle que le médecin doit penser et ne pas oublier ces grands avantages : exécution simple, région superficielle, points de repère faciles à reconnaître et aucune crainte de blesser des organes importants.

B. — Les différents arguments invoqués contre l'opération de Vicq d'Azir n'ont été prévus que théoriquement, et la pratique ultérieure s'est chargée de leur enlever une grande partie de leur valeur.

Depuis qu'elle a été remise en honneur, le nombre des laryngotomies inter-crico-thyroïdiennes n'a fait qu'augmenter, ce qui parle en faveur d'une opération injustement tombée dans l'oubli.

Avec la canule de Krishaber l'opération a été simplifiée car c'est à la canule à bec qu'on doit toujours donner la préférence et avec elle l'emploi du dilatateur devient inutile.

On supprime ainsi dans l'opération un temps qui est précisément celui qui expose le plus aux accidents.

On a prétendu que le voisinage de la canule altère les cordes vocales et qu'il reste à sa suite une fistule de l'espace crico-thyroïdien. Jusqu'à présent aucune observation ne l'a confirmé et dans une pièce qui fut montrée à M. Nicaise par Krishaber, il n'y avait aucune altération des cordes vocales ni de la muqueuse sous-glottique quoique la canule fût restée en place pendant trente-quatre jours.

Chez un malade de M. Verneuil, la canule resta en place pendant un an, sans que le malade fût nullement incommodé.

Nous pouvons encore citer l'observation de Krishaber, sur un malade atteint, au cours d'une ataxie locomotrice, de laryngisme sans aphonie. Le malade porta la canule pendant vingt-deux mois, sans aucun inconvénient. La cicatrisation de la plaie autour de la canule fut rapide. Quant à une nécrose des cartilages il n'y en a pas eu trace.

Dans la discussion du 27 novembre 1878 à la Société de Chirurgie, M. Desprès dit que la laryngotomie de Vicq d'Azir a été abandonnée ou modifiée presque par tous les chirurgiens, car, dit-il, il est indispensable d'obtenir une assez grande étendue pour permettre à la canule d'être mobile, et il accuse la canule de Krishaber de rester fixe et de produire ainsi des ulcérations de la partie postérieure du larynx. Mais les expériences faites sur le cadavre par Krishaber, Nicaise, Farabeuf, etc., et les différentes laryngotomies pratiquées jusqu'à aujourd'hui nous ont démontré que l'espace crico-thyroïdien offre une dimension suffisante pour permettre à la canule de passer librement chez l'adulte.

Quant aux mensurations faites du cricoïde elles nous ont permis de constater son diamètre transverse plus large à sa partie antérieure qu'à sa partie postérieure et par conséquent la canule ne peut pas toucher la paroi postérieure de la trachée et l'ulcérer.

Nous avons vu en étudiant l'anatomie de cette région, que l'espace crico-thyroïdien est très variable, quant à ses dimensions, il est donc nécessaire d'avoir à sa disposition des canules de différents modèles. La moyenne de l'espace étant de 9 à 11 millimètres chez l'adulte, il est certain qu'une canule de dimensions analogues entrera généralement sans difficulté ; mais si on négligeait ce précepte pour se servir d'une canule plus ou moins volumineuse, l'on risquerait de faire des lésions pouvant amener des complications fâcheuses.

Dans l'observation de M. Richelot, la canule n° 5 (9^{mm}), passa sans aucune difficulté par la plaie laryngienne, mais il n'en fut pas de même lorsque le chirurgien voulut lui imprimer l'arc de cercle nécessaire pour pénétrer dans la trachée. Ceci le détermina à faire une incision médiane du cricoïde, et aussitôt la canule ne tarda pas à pénétrer, par l'écartement des parties latérales du cartilage.

On pourrait objecter à ce procédé d'abord le danger pour la vie, résultant de la laryngite, de la perichondrite ou de la nécrose due à la section médiane du cricoïde. On pourrait objecter encore que dans les cas d'ossification de ce cartilage sa section est difficile et qu'il est souvent impossible de savoir à l'avance si cette ossification existe.

Quant à la première objection, le danger pour la vie, qui faisait dire à Trousseau, qu'il fallait bien prendre garde de blesser ce cartilage dans l'opération de la trachéotomie, il ne s'est pas montré dans les observations que nous avons consultées au nombre de treize.

L'incision du cricoïde n'est pas un danger qui viendrait compliquer la laryngotomie inter-crico-thyroïdienne et si on a invoqué, pour démontrer la gravité toute spéciale de la section de ce cartilage, ce qui se passe dans les fractures du cricoïde (dans le mémoire d'Henocque, sur 52 cas de fracture du larynx, 19 où il y avait fracture du cricoïde ont été suivies de mort), nous dirons qu'il serait juste dans ces cas, d'expliquer la mort par la violence nécessaire à la fracture de ce cartilage, qui formant un anneau complet, offre une grande résistance. Cet effort, dans la majorité des cas, détruit complètement le conduit respiratoire et amène une mort rapide. D'ailleurs, comme le fait remarquer avec raison l'auteur du mémoire, les fractures du cricoïde sont cliniquement difficiles à observer, et on conçoit que souvent certaines variétés auront dû passer inaperçues.

L'incision faite au cartilage cricoïde dans les cas de résistance pour l'introduction de la canule est une incision chirurgicale, tandis que dans les cas de fractures nous avons vu qu'il est nécessaire d'un choc violent, et à la fracture viennent se joindre d'autres lésions dont la gravité explique la terminaison fatale.

Faisons remarquer aussi que les plaies de cette région sont d'une grande bénignité, en effet, elles guérissent facilement, et à notre appui nous pouvons citer les résultats obtenus dans les différentes laryngotomies pratiquées avec succès et dont la cicatrisation de la plaie s'est faite avec une promptitude remarquable. Dans l'observation de Burrow, le malade ne garda ni le lit ni la chambre, et cinq jours après l'opération la plaie était refermée.

Nous pouvons citer encore les plaies de cette région produites dans des tentatives de suicide et qui guérissent d'elles-mêmes malgré les désordres produits par l'instrument tranchant.

L'ossification du cartilage ne serait donc pas un obstacle à l'opération. Si l'on a besoin de le sectionner, on peut se servir du bistouri, et, dans les cas de grande résistance, le couper avec la pince de Liston.

Voici l'appréciation de M. Richelot sur la section de ce cartilage.

« La section du cricoïde est-elle une complication opé « ratoire, un danger nouveau, une altération de la laryngo- « tomie? Non, certainement ; et je ne vois aucun incon- « vénient à la faire toutes les fois qu'elle pourra faciliter « l'introduction de la canule. Il ne s'agit pas ici de la « résection d'un morceau de cricoïde faite par Nélaton, « pour placer la canule au niveau même du cartilage ; il « s'agit encore moins d'introduire l'instrument dans l'écar- « tement obtenu par l'incision du cricoïde, car, suivant la « remarque faite par M. Farabeuf, cette incision « ne per- « met pas de faire passer le dos d'un bistouri », et si on « y plaçait de force une canule, celle-ci glisserait tou- « jours, comme l'a dit M. Nicaise, à côté du cartilage. « Mais ce que j'ai fait et ce qui me paraît opportun, c'est « un véritable débridement portant sur le cricoïde, le for- « çant à céder par l'écartement de ses parties latérales,

« permettant ainsi à l'espace crico-thyroïdien de s'agran-
« dir un peu sous la pression de la canule, et pouvant
« être fort utile, par conséquent, dans tous les cas où
« l'espace est insuffisant, soit par son étroitesse absolue,
« soit par l'immobilité anormale des cartilages. »

Ainsi, on ne peut pas considérer l'ossification comme une contre-indication. Dans l'observation de M. Richelot, il y avait ossification partielle et la section du cartilage fut faite avec le bistouri sans aucune difficulté.

Dans les cas de goître très volumineux comprimant la trachée, on peut faire la laryngotomie inter-crico-thyroïdienne malgré la distance qui existe entre le point comprimé et le larynx, car dans ces cas, comme le font remarquer MM. Le Fort et Krishaber, on peut se servir d'une canule à long bec ou, à son défaut, passer une sonde à travers une canule ordinaire, ou à travers la canule externe de Krishaber.

Il y a des cas où la laryngotomie qui nous occupe trouverait sa contre-indication formelle. Nous voulons parler des cas de tumeurs empiétant sur le thyroïde, le cricoïde et la membrane qui les unit. Dans ce cas, ce qui est facile à concevoir, le larynx est modifié dans ses rapports, les articulations sont ankylosées, la lumière du cricoïde est rétrécie et par conséquent impossibilité pour le passage de la canule. La section du cricoïde, dans des cas semblables, serait d'une faible ressource.

Nous en pouvons dire autant dans les cas de nécrose du cricoïde. Il existe toujours de l'œdème dans la partie inférieure du larynx, le tissu cellulaire est infiltré de pus, les diamètres du larynx sont rétrécis et l'opération dans ce cas ne donnerait pas les résultats auxquels on doit s'attendre.

Enfin, ce sont les lésions mêmes du larynx qui amènent l'impossibilité de l'opération par les modifications qu'elles impriment à l'organe et dans ces cas rares, il faut alors recourir à une autre méthode opératoire.

OBSERVATIONS

Observation I

Recueillie par M. Leclerc, interne des hôpitaux, dans le service du professeur Verneuil, à la Pitié.

(Thèse de Hameau).

Rabouin Régis, âgé de 50 ans, entre le 10 mars 1882, dans le service de M. le professeur Verneuil, et il est couché au numéro 16 de la salle Michon. Cet homme, employé de commerce, n'a jamais été malade jusqu'à l'âge de 16 ans, époque à laquelle il eut une fluxion de poitrine. Depuis ce moment, quelques accidents, comme chaudepisse et rhumes légers qui ne laissèrent aucune trace. Très heureux d'abord dans son commerce, il éprouva de revers de fortune et perdit coup sur coup sa fille, sa femme et son père, ne possédant plus que quelques économies. Il vint à Paris, y vécut de privations et finit cependant par se retrouver à son aise.

Jusqu'en 1879, il ne présenta rien de particulier à signaler. Mais obligé de travailler dans des sous-sols, il était souvent pris de rhumes de cerveau auxquels il ne prenait garde. Vers le mois de septembre 1881, il commence à ressentir quelques picotements dans la gorge. Il alla passer un mois dans son pays sans retirer de ce séjour aucun bénéfice. Au contraire, il s'aperçut qu'il portait au cou du côté gauche une grosseur du volume d'une fève d'abord, d'un œuf de poule ensuite. En même temps survinrent quelques douleurs dans le cou et de la gêne de la déglutition.

Un médecin consulté lui ordonna des douches, de l'iodure de potassium et du sirop de Gibert. Ce traitement assez longtemps continué, ne fit qu'aggraver, comme on devait s'y attendre, la triste position du malade. La dysphagie devint plus accentuée, les douleurs plus vives ; de plus Rabouin fut pris à longue échéance d'abord (huit jours), puis à intervalles plus rapprochés d'accès de suffocation. Cette gêne de la respiration avec exacerbations devint si forte qu'elle ôta tout sommeil au malade ; toutes les fonctions organiques devinrent languissantes, l'amaigrissement faisant de progrès rapides. Dans cette occurence, ce pauvre homme alla voir M. Terrillon, qui l'adressa à M. Verneuil.

Du côté des antécédents, on ne trouve rien à noter chez le père du malade dont la cause de la mort nous échappe. La mère succomba aux progrès d'une affection cancéreuse.

A l'examen, le malade se présente avec une gêne respiratoire énorme, le sifflement laryngien est très marqué ; il y a du tirage cervical assez prononcé. En examinant le cou, on le trouve considérablement augmenté, de volume et déformé par la présence de tuméfactions multiples existant à droite, mais surtout à gauche.

Ces tuméfactions ne sont autre que des adénopathies un peu douloureuses au toucher, remontant à gauche jusque derrière l'oreille et descendant en bas au niveau du bord inférieur du cartilage cricoïde. Dans le triangle sus-claviculaire de ce côté, il existe également une masse ganglionnaire assez volumineuse.

A droite, les ganglions sont moins pris et le creux sus-claviculaire est en apparence indemne. Il en résulte qu'en cherchant à reconnaître le tube laryngo-trachéal, on ne le trouve plus à sa place normale, mais bien fortement devié vers la droite.

Le larynx est d'ailleurs profondément situé, caché dans le cou, tant est grande l'épaisseur des parties molles.

Si l'on examine la bouche du malade, on n'y trouve rien d'appréciable; mais au fond de la gorge, on aperçoit une masse bourgeonnante, saignant facilement, d'une couleur rouge foncée. Cette tumeur est située sur la partie latérale droite du pharynx empiétant un peu sur la face postérieure de cette région. Elle est allongée dans le sens vertical et peut avoir trois centimètres de hauteur.

M. Krishaber examina le larynx et n'y trouva que peu de chose à signaler : cependant il y avait un peu d'œdème des replis aryténo-épglottiques.

Bref, l'on se trouvait en présence d'un épithélioma pharyngien ayant donné lieu à une adénopathie bilatérale.

En présence des accès de suffocation plus graves à mesure qu'ils se répétaient, M. Verneuil pratiqua le 13 mars la laryngotomie inter-crico-thyroïdienne, le malade étant endormi. Cette opération fut faite au thermo-cautère et ne laissa pas que d'être assez laborieuse, tant le larynx était profondément situé.

On peut se rendre compte de la difficulté qu'aurait offerte cette laryngotomie, si on avait voulu la pratiquer avec le bistouri. Il n'y eut pas d'hémorrhagie, et à part une légère perte de sang au moment de la section de la muqueuse, tout marcha parfaitement. L'introduction de la canule fut facile, grâce au mandrin métallique de M. Krishaber. Les soins consécutifs furent ce qu'ils sont en pareil cas.

Au bout de quinze jours, la tumeur ganglionnaire supérieure gauche augmenta considérablement et rapidement de volume : elle devint rouge, tendue, œdémateuse, douloureuse au toucher. Bientôt on put y constater la présence du pus : une incision donna issue à du pus fétide et assez abondant.

Quelques jours après, la masse sus-claviculaire du même côté subit absolument la même évolution que ci-dessus : la déhiscence s'opéra seule et l'orifice spontané livra passage à un pus d'un jaune brunâtre. Peu à peu cette suppuration se tarit et elle eut pour résultat de diminuer considérablement la tuméfaction, qui existait au côté gauche. En revanche les adénopathies droites se mirent à croître de jour en jour. On put espérer qu'un travail suppuratif s'opérerait du côté droit comme du côté opposé ; il n'en fut rien.

Le malade se trouvant beaucoup mieux, ayant pris des forces et un peu de courage, demanda son exeat à M. Verneuil, qui le lui accorda.

Depuis il revient nous voir tous les quinze jours environ. Il a repris ses travaux d'écriture, et paraît satisfait de son nouvel état de choses.

Un détail mérite d'être rapporté, parce qu'il est intéressant. Environ huit jours après son opération, le malade commença à pouvoir émettre quelques sons, et bientôt il put se faire parfaitement comprendre. La voix était très bien articulée, sonore, bien que rauque et bitonale.

Observavion II

Croup infectieux. — Laryngotomie inter-crico-thyroïdienne. — Mort.
(Thèse de M. de Launay).

Le nommé Lambert, âgé de 51 ans, dentiste, est amené, le 26 avril 1881, à l'hôpital Lariboisière, service de M. Proust, dans un état alarmant.

Le 20 du même mois, il fut pris, nous dit-on, d'un coryza auquel le malade ne prêta aucune attention. Le lendemain il ressentit un violent mal de gorge avec production de plaques blanchâtres dont il rendit des lambeaux en crachant. En même temps la fièvre s'alluma, l'état général devint grave et une dysphagie considérable se montra aussitôt. Dans la nuit du 25 au 26, accès de suffocation violents avec asphyxie imminente.

Le début de la maladie, ses symptômes, justifièrent le diagnostic qui fut porté après ces premiers renseignements ; le malade était atteint du croup infectieux.

A son entrée à l'hôpital on constate l'état suivant : cyanose considérable de la face ; les lèvres sont bleuâtres et tuméfiées ; le cou gonflé et rouge ; mais ses dimensions tiennent moins à un gonflement pathologique qu'à l'embonpoint du malade. Cornage très violent, tirage, état asphyxique très prononcé. Aphonie. Bref tous les symptômes classiques du croup sont facilement constatés.

L'examen de la gorge fait voir l'existence de plaques blanches épaisses et adhérentes qui tapissent le voile du palais et ses piliers, la luette, les amygdales et le fond du pharynx. Fétidité de l'haleine.

Devant la gravité de cet état, une intervention immédiate devient nécessaire. Mais à quel procédé doit-on ici donner la préférence?

La laryngotomie inter crico-thyroïdienne devient dans le cas actuel, la seule opération possible. En effet, à la palpation on sent très bien la saillie du thyroïde et en continuant l'exploration on constate que le cricoïde (bord inférieur) n'est séparé du sternum que par une distance d'à peine trois centimètres. La trachée a donc des dimensions très courbes et tenter son ouverture serait s'exposer à des accidents irréparables, à cause de la proximité du tronc brachio-céphalique qu'on blesserait infailliblement. Il faut donc employer un procédé qui soit exempt de tous ces inconvénients, et la laryngotomie crico-thyroïdienne devient alors une indication formelle.

L'opération est pratiquée le matin même de l'entrée du malade à l'hôpital.

Incision de la peau et des couches sous-jacentes au thermo-cautère porté au rouge très sombre. On arrive sur la membrane crico-thyroïdienne qui est située à une profondeur énorme à cause de l'abondance du tissu cellulo-adipeux qui occupe une épaisseur de trois à quatre centimètres. Les artères laryngées inférieures sont divisées et ligaturées ; à peine une cuillerée de sang s'échappe de la plaie pendant toute l'opération. Ouverture de la membrane crico-thyroïdienne au bistouri ; ensuite introduction facile de la grosse canule à bec.

Le malade rejette aussitôt des longues membranes diphthéritiques par l'ouverture de la canule. Elles sont analogues à celles qui ont été rendues avant l'opération. Elles étaient tubulées et venaient des bronches.

Le malade éprouve, après la laryngotomie, un bien être passager. La cyanose disparaît à peu près, ainsi que le tirage. Mais vers les trois heures de l'après midi, il est pris de suffocation ; un liquide séreux sort, par la canule. A l'auscultation, gros râles trachéaux.

L'état général s'aggrave à partir de ce moment. Le malade est pris d'une agitation énorme et meurt à 9 heures du soir.

L'autopsie n'a pas pu être faite.

Observation III

Laryngotomie au thermo-cautère. Application de la canule à bec.
(Par le Dr Krishaber, thèse de Choukry).

Mlle X..., âgée de 48 ans, a ordinairement joui d'une bonne santé, sauf à une époque où habitant un des pays les plus marécageux du centre de la France, elle fut prise de fièvre intermittente. Son père est mort d'une tumeur de la langue qui paraît avoir été de nature carcinomateuse.

Mlle X..., qui se présenta chez moi, de la part de M. le Dr Connard, est atteinte d'une hypertrophie de la glande thyroïde, dont le début remonte à son enfance. Lorsque je la vis pour la première fois (août 1877), elle était atteinte d'une aphonie complète et me déclara que sa voix avait commencé à s'altérer depuis environ quatre ans. Le larynx était cependant indolore. L'examen laryngoscopique me révéla un gonflement considérable des deux cordes vocales, avec érosion superficielle. La respiration était assez bruyante, mais la dyspnée n'était cependant pas encore très prononcée. En tout état de cause, et malgré l'absence de tout antécédent spécifique, je prescrivis du sirop de Gibert. Mlle X.., retourna chez elle dans le centre de la France, mais revint me consulter le 10 janvier 1878. A cette époque, par conséquent, cinq mois après mon premier examen, je constatai que l'état s'était aggravé considérablement. Les deux cordes vocales inférieures étaient recouvertes de végétations très volumineuses et profondément exulcérées. L'oppression avait augmenté considérablement ; le larynx était devenu sensible. Absence de tuméfaction des glandes.

Comme le traitement spécifique ne paraissait pas avoir été suivi avec une rigueur suffisante, j'ai voulu, avant de pratiquer la trachéotomie, faire une dernière tentative de guérison, et à cet effet, malgré la presque certitude que j'avais qu'il s'agissait d'un carcinome, je prescrivais des frictions mercurielles jusqu'à la salivation et de l'iodure de potassium jusqu'à 4 grammes par jour. Ce traitement ne donna pas le moindre résultat, et comme l'oppression marchait rapidement vers l'apnée complète, je me décidai à pratiquer la laryngotomie. Je fus assisté dans cette opération (faite en février 1878) par MM. les Drs de Saint-Germain et Cheurlot, et l'exécutait au moyen du thermo-cautère.

Afin d'éviter la région thyroïdienne, eu égard à l'existence du goître de ma malade, j'ai pratiqué l'incision à partir du bord inférieur du cartilage thyroïde jusqu'au cartilage cricoïde. Cette incision fut pratiquée au moyen du couteau le plus épais du thermo-cautère Paquelin, l'instrument étant porté au rouge sombre. J'ai eu un soin minutieux dans l'exécution du procédé que j'avais déjà employé trois fois avec succès, et qui consistait dans la division des tissus par ponctuations successives, le couteau ne restant en place dans les tissus que pendant une seconde au plus. Cette succession de ponctuations produit une incision suffisante lorsque le couteau a été mis en contact dix ou douze fois pour chaque couche de tissu. De cette façon, la division des tissus exige un temps plus long que lorsqu'elle est pratiquée par incision linéaire, mais elle présente l'avantage de ne laisser en place l'instrument incandescent que pendant un temps extrêmement court, ce qui empêche les eschares causées par le rayonnement des applications continues et prolongées.

Une artériole ouverte pendant l'opération fut saisie par une pince hémostatique que j'ai laissée en place. Je m'étais proposé dans cette opération, d'introduire la canule dans l'espace crico-thyroïdien, ce qui fut possible, grâce à la canule à bec, qui put pénétrer aisément sans l'aide d'un dilatateur. Il est vrai que dans cette circonstance, j'ai sectionné la portion inférieure du thyroïde dans la crainte que l'espace crico-thyroïdien ne fût pas suffisant pour placer une canule. Je pus cependant me convaincre qu'il n'en était nullement ainsi et que la canule pouvait parfaitement pénétrer entre les deux cartilages sans aucun écartement des deux valves du thyroïde.

A ce point de vue, l'opération que je décris me paraît être d'un enseignement réel : elle m'a appris que ma canule à bec peut s'insinuer dans le larynx d'un adulte par la seule ouverture faite dans la membrane crico-thyroïdienne, ce procédé opératoire étant à peu près impraticable lorsqu'on veut se servir d'un dilatateur, l'espace étant insuffisant pour la dilatation au moyen de cet instrument.

La canule une fois placée j'ai retiré la canule interne munie d'un bec, et je l'ai remplacée par une canule interne ordinaire, et la respiration s'effectua immédiatement très amplement. Je ferai remarquer du reste que la canule interne à bec est trouée au bout de façon à permettre la respiration d'une manière très suffisante pour le temps de l'opération.

La cicatrisation de la plaie s'effectua très rapidement; il n'y eut ni la moindre eschare, ni hémorrhagie secondaire, et trois semaines après l'opération, l'orifice de la plaie était absolument circulaire.

Cette opération m'a donné en somme, de toutes celles que j'ai pratiquées jusqu'à ce jour, le résultat le plus complet et le plus satisfaisant. Elle me paraît justifier les conclusions suivantes :

1° Que le thermo-cautère ne produit pas d'eschares lorsque les incisions sont faites par ponctuations successives, le couteau étant porté au rouge sombre.

2° Que la canule à bec dont j'ai donné ailleurs la description (*Soc. de chir.* 1877) permet d'achever l'opération de la laryngotomie par la seule section de la membrane crico-thyroïdienne.

3° Que la laryngotomie ainsi restreinte peut suppléer, chez l'adulte, à la trachéotomie, sur laquelle elle présente le double avantage d'exiger une vulnération moins étendue et d'être d'une exécution plus facile.

Observation IV

Corps étranger dans les voies aériennes — Laryngotomie inter-crico-thyroïdienne — Guérison. Ch. Bell. extrait du The London médical Gazette Nov. 1829. (Traduite par N. Porrell, ext. des Hôpitaux).

Une enfant de 9 ans s'étant mise à rire alors qu'elle avait un noyau de prune dans la bouche, fut prise subitement de symptômes violents de suffocation avec difficulté persistante dans la respiration.

Cathétérisme de l'œsophage, émétique. L'état reste le même.

La respiration était sifflante, très gênée et se faisait par saccades.

Incision des téguments sur une longueur de trois centimètres et demi, le centre de l'incision correspondant au cartilage cricoïde. Les veines thyroïdiennes étaient très gonflées, il était impossible d'éviter leur section. Elles ont saigné copieusement. Une petite artère fut aussi divisée. L'incision du larynx fut retardée de quelques instants.

La pointe du scalpel enfoncée dans l'espace membraneux situé entre le cricoïde et le thyroïde, ne donna qu'un faible soulagement. L'écartement avec le bout du scalpel des bords de l'ouverture permit à une quantité notable de mucosités d'être rejetées au dehors et la respiration devint un peu plus facile. Un stylet introduit dans la plaie, à travers la glotte jusqu'à dans le pharynx, ne rencontra sur son passage aucun corps étranger.

Le stylet fut introduit en bas par la plaie jusque dans la trachée avec toutes les précautions possibles pour éviter d'enfoncer plus bas le corps étranger, et ne donna aucune sensation particulière.

A ce moment survint un accès d'asphyxie qui exigea l'introduction dans la trachée d'une grande sonde élastique. Les symptômes d'asphyxie diminuèrent, et en retirant la bougie de nouveaux essais faits pour découvrir le noyau restèrent sans succès.

Dans une dernière exploration, après s'être assuré de nouveau que le corps étranger n'était pas dans *le sacculis laryngis*, en introduisant un doigt dans le pharynx et la sonde à travers la plaie jusqu'à sa rencontre, Bell sonda de nouveau la trachée et crut sentir quelque chose de rugueux.

Il agrandit en bas l'incision de la membrane et pliant un stylet en forme de crochet, il l'introduisit à travers la plaie dans la trachée, réussit à saisir le bord du noyau et le remonta assez pour qu'il pût le retirer avec de petites pinces à pansement.

C'était une moitié de noyau de prune qui par sa face rugueuse et convexe regardait la concavité du tube trachéal.

A partir de ce moment l'enfant respira librement, et 20 jours après l'accident la plaie était cicatrisée, la voix était normale, et elle quittait l'hôpital complètement guérie.

Observation V

(Recueillie à C.... village aux environs de Paris).
(Thèse d'Hameau).

L'année dernière, M. Verneuil fut appelé par le Dr X..., demeurant dans un village, proche de Paris, afin d'examiner l'état de santé de M. F.

Ce monsieur, âgé de 40 ans, était atteint d'accidents laryngés depuis environ un an. Il présentait des tumeurs ganglionnaires dans la région du cou.

La respiration était difficile.

Le malade étant menacé d'asphyxie, M. Verneuil se décide à intervenir.

La laryngotomie inter-crico-thyroïdienne fut pratiquée le 2 novembre 1881.

Certainement le grand danger de l'opération était l'hémorrhagie, et M. Verneuil ayant examiné attentivement le malade, ne se serait pas décidé à intervenir s'il n'avait pu employer le thermo-cautère.

Malgré la dilatation des vaisseaux du cou, malgré l'inflammation de la région, le malade ne perdit pas une goutte de sang.

Il ne fallut pas employer des pinces hémostatiques.

Le soulagement ne se fit pas attendre.

Le malade qui est atteint d'épithélioma du larynx, diagnostic confirmé par l'examen microscopique des fongosités qui faisaient issue hors de plaies, se trouve beaucoup mieux.

Aujourd'hui il respire bien.

Nous le revoyons neuf mois après son opération. Il n'a jamais eu d'hémorrhagie. Il ne ressent aucune douleur. La canule est très bien supportée.

Observation VI

Recueillie dans le service de M. le professeur Verneuil à la Pitié.
(Thèse de Hameau).

Il y a deux ans, M. X... entra dans le service de M. Verneuil pour se faire opérer d'une tumeur qu'il portait depuis longtemps dans le larynx. Il s'agissait d'un épithélioma. Le malade insistait et réclamait l'intervention du chirurgien. Le voyant menacé d'asphyxie, M. Verneuil se décide à faire la laryngotomie inter-crico-thyroïdienne par le thermo-cautère.

Il fut aidé en cette circonstance par M. Krishaber. L'opération réussit très bien. Le malade respira désormais avec une grande facilité. Pas d'hémorrhagie durant l'opération, pas d'hémorrhagie consécutive.

Le malade vécut encore environ un an sans être nullement incommodé par sa canule.

Il fut emporté par les progrès et le développement que prit son épithélioma.

Observation VII

Ext. de l'*Union médicale*, 1er juin 1882.
(M. Richelot).

Le nommé G..., âgé de 60 ans, était couché au n° 13 bis, salle Saint-Landry, à l'Hôtel-Dieu, service de M. le professeur Richet.

M. Richet au moment de quitter son service pour une quinzaine de jours, confia le malade à M. Richelot. Le malade était atteint d'un de ces épithéliomas du plancher de la bouche étendu à la langue et au maxillaire inférieur. La tumeur englobait la moitié du maxillaire et toute la peau du menton ; la langue dont les mouvements paraissaient à peu près libres était néanmoins envahie à sa base et dans une certaine épaisseur.

Le 19 avril 1881, M. Richelot se décide à faire l'ablation de toute la partie moyenne du maxillaire inférieure du plancher buccal, d'une portion de la langue, des deux glandes sous-maxillaires avec les ganglions correspondants.

L'opération fut faite au moyen du bistouri aidé de pinces hémostatiques.

Nous rapportons cette observation parce qu'elle est d'un grand intérêt pour nous, l'ablation des parties malades ayant été précédée de a laryngotomie inter-crico-thyroïdienne, comme opération préliminaire.

Voici les détails de cette opération :

Incision au bistouri, longue de trois à quatre centimètres empiétant sur le cartilage thyroïde et sur le cricoïde. Cette première incision ne souffra aucune difficulté, tant les points de repère sont visibles. Une fois sous la peau, M. Richelot coupe sans ménagement une grosse veine jugulaire antérieure qui fut immédiatement saisie avec une pince hémostatique. Arrivé sur le ligament crico-thyroïdien et après avoir reconnu avec l'index de la main gauche les bords du thyroïde et du cricoïde, M. Richelot incisa la membrane du haut en bas, appuyant la lame sur l'un et l'autre bord, afin de profiter de tout l'espace compris entre les deux cartilages. M. Richelot se borne à l'incision longitudinale, sans débridements latéraux.

La canule à bec n° 7 de M. Krishaber est essayée sans aucun succès. La canule n° 5 (9 millimètres) est introduite dans la plaie laryngienne qui admet son extrémité, mais M. Richelot n'arriva, ni à la faire basculer ni pénétrer à fond. Il insiste patiemment sans violence ; mais les deux cartilages lui semblent rester immobiles et n'avoir aucune tendance à s'écarter sous ses efforts. Craignant de produire une fracture il incise le cartilage cricoïde ; le bistouri l'entame sans difficulté, bien qu'il soit le siège d'une vascularisation manifeste, la canule passe alors sans encombre, et est fixée par les moyens ordinaires.

Le lendemain matin le malade mourut subitement

Autopsie du larynx.

Cartilages thyroïde et cricoïde ossifiés partiellement. La section de la membrane est située sur la ligne médiane. Les parties étant en place l'espace crico-tyroïdien mesure exactement 9 millimètres en hauteur, en faisant basculer les cartilages l'un sur l'autre au maximum on obtenait 11 millimètres. En maintenant les cartilages dans leur rapport naturel, il lui devient impossible de faire pénétrer la canule n° 5 (9 millimètres) dans le larynx. Pendant cette opération M. Richelot maintenait les deux moitiés du cricoïde sectionné. Pour faire achever à la canule son mouvement tournant et pénétrer à fond dans le larynx, M. Richelot se vit obligé de pousser, l'introduction ne pouvant se faire qu'en séparant les deux moitiés du cricoïde. Alors même qu'il eût fait basculer en arrière le thyroïde de manière à donner à l'espace crico-thyroïdien 11 millimètres de hauteur, comme il a été dit précédemment, la canule ne pénètra au fond qu'en écartant les deux moitiés du cricoïde.

Tous ces essais ont été faits avec des résultats identiques après avoir élargi transversalement la plaie faite à la membrane ; ainsi, ajoute M. Richelot, sur le vivant, je n'aurais tiré aucun bénéfice des débridements latéraux ajoutés à l'incision verticale.

Observation VIII

Extrait du *Bulletin de la Soc. An.*, 1880.

Ulcération par la canule de la paroi de la trachée et du tronc brachio-céphalique artériel, par M. Bauchet, interne des Hôpitaux.

Le nommé D. P.., âgé de 32 ans, cocher, fait un premier séjour dans le service de M. le professeur Verneuil, au mois de janvier et février de cette année ; il était depuis plusieurs mois atteint d'une sorte de laryngite qui, après avoir altéré la voix, avait peu à peu causé une grande gêne de la respiration et c'est en raison de la dyspnée continuelle qu'accompagnaient un cornage bruyant et par instants des accès très menaçants de suffocation, que ce malade avait demandé son entrée à l'hôpital. M. Krishaber qui voulut bien lui-même pratiquer l'examen laryngoscopique, confirma ce diagnostic de laryngite chronique avec tuméfaction considérable de la muqueuse laryngee, entraînant un rétrécissement très prononcé de l'ouverture glottique réduite à une fente très minime. Le malade fut soumis au traitement anti-phlogistique et à des applications révulsives répétées; au bout d'un mois de séjour et de l'emploi de ces moyens, il était très amélioré et il se sentait en état de rentrer chez lui.

Il revenait nous trouver le 30 mars, dans un état plus inquiétant que jamais; à la suite de fatigues et de tracas de toute sorte qu'il avait eu à subir pendant cet intervalle, la dyspnée avait de nouveau reparu plus violente que la première fois, les efforts de l'inspiration produisaient du tirage à la base de la poitrine, et le cornage existait aux deux temps de la respiration. M. Verneuil fait appliquer aussitôt sur le côté du larynx des sangsues, puis un vésicatoire, etc. Mais le 2 avril l'asphyxie étant devenue, malgré tout, imminente, la trachéotomie est décidée.

Cette opération se présentait dans des conditions particulièrement difficiles, le malade, en raison de cette dyspnée qui durait depuis plus de 8 mois, avait des muscles inspirateurs auxiliaires en contraction pour ainsi dire permanente. Ainsi les muscles sterno-mastoïdiens étaient continuellement tendus et durs; il en était résulté une élévation de l'ouverture supérieure du thorax devenue également permanente en même temps que, comme dans toute dyspnée, il y avait abaissement du larynx.

A elles deux, ces conditions avaient changé complètement les rapports de la trachée avec le cou, si bien que la fourchette sternale et le cartilage cricoïde se trouvaient à peu près au même niveau et que par conséquent la trachée était inabordable. De plus, les gros vaisseaux du cou avaient sans doute été déplacés, car bien qu'il n'eût aucun signe d'anévrysme, tout autour du larynx et au-devant de lui, surtout immédiatement au-dessous de la fourchette sternale, on percevait des pulsations artérielles très fortes.

La laryngotomie inter-crico-thyroïdienne remise en honneur par

M. Krishaber, et que M. Verneuil avait l'intention de pratiquer, devenait presque de nécessité.

M. Verneuil fait l'incision des parties molles, seulement, au thermo-cautère, il ne s'éconle pas une goutte de sang et on peut voir distinctement au fond de la plaie, le larynx descendre et monter à chaque effort d'inspiration et d'expiration.

L'espace crico-thyroïdien se trouvait beaucoup trop étroit chez ce malade, la laryngotomie fut complétée par l'incision au bistouri, non seulement de la membrane crico-thyroïdienne, mais du cartilage cricoïde et des deux premiers anneaux de la trachée, que M. Verneuil put aborder en plongeant son doigt derrière la fourchette sternale étant donné le rapprochement de tous les espaces inter-cartilagineux, comme on peut le constater sur la pièce. Cette ouverture fut juste suffisante pour admettre une canule d'adulte.

Aussitôt l'introduction faite de la canule, la respiration devint facile et complète et, pendant la semaine qui suivit l'opération, le malade fut aussi bien que possible.

Le 10 avril, il est pris brusquement, au moment de la visite, d'une hémorrhagie considérable : le sang est rendu à la fois, par la canule, par la bouche et même par les narines: il est rejeté à très courts intervalles avec un petit effort de toux, ou simplement d'expulsion. Par l'irrigatiou froide de la poitrine, M. Verneuil arrive à arrêter cette hémorrhagie, après avoir enlevé la canule, et s'être assuré que le sang ne venait pas de la plaie.

Le malade resta assez calme jusqu'au soir à 7 h. 5. A ce moment l'hémorrhagie reparaît et si foudroyante qu'il succombe avant qu'on eût pu lui porter secours.

Nous n'avons pas été favorisés à faire l'autopsie complète, mais nous avons enlevé le larynx et la trachée, avec les gros vaisseaux qui leur sont appliqués, la crosse de l'aorte et ses branches de division.

En examinant les rapports de ces vaisseaux avec le tube laryngo-trachéal, nous avons eu l'explication des battements artériels si violents qu'on sentait autour du larynx et qui imprimaient à la canule, comme à un levier de sphymographe, des mouvements très prononcés. La crosse de l'aorte, athéromateuse et légèrement dilatée sans anévrysme, remontait très haut au devant de la trachée; son bord supérieur ainsi que celui du tronc brachio-céphalique qui s'en détache à angle droit, ne sort qu'à trois cent. du bord inférieur du cartilage cricoïde, à un centimètre environ de l'extrémité inférieure de l'incision faite à la trachée.

De plus, cette incision est prolongée et continuée par une large perte de substance moulée sur la canule, produite par une ulcération de toute l'épaisseur de la paroi de la trachée, dans la pression de la canule, augmentée évidemment par l'action dn cartilage cricoïde dont les deux moitiés de l'arc séparées par cette canule, étant très élastiques, tendaient constamment à rejoindre et ainsi à refouler le tube métallique en bas : si bien que celui-ci avait finit par reposer sur le tronc brachio-céphalique au moment où il croise la trachée.

C'est ainsi qui s'est produite l'ulcération de ce vaisseau qui présente sur sa face antérieure et près de la naissance de la carotide primitive, une perte de substance du diamètre d'une lentille, par laquelle s'est faite l'hémorrhagie qui a tué notre malade. Nous devons ajouter que les tuniques de l'artère nous ont paru absolument saines et que s'est bien au contact de sa paroi, peu à peu dénudée, avec le corps étranger constitué par la canule, qu'est due l'altération dont elle a été le siège.

Quant à la lésion qui avait donné lieu à la dyspnée, elle nous a paru siéger à la fois dans les replis aryténo-épiglottiques, manifestement épaissis et surtout dans la muqueuse du larynx qui était rouge, tuméfiée, et rétrécissait considérablement l'orifice de la glotte.

Il n'y avait rien dans le médiastin qui pût comprimer les récurrents, en sorte que l'affection semble bien avoir été une laryngite primitive non tuberculeuse.

CONCLUSIONS

1° La laryngotomie inter-crico-thyroïdienne fut signalée pour la première fois par Vicq-d'Azir, et exécutée chez l'homme par Roux. Depuis cette époque, tombée dans l'oubli, elle a été remise en honneur par Krishaber, Verneuil et d'autres chirurgiens qui l'ont pratiquée un certain nombre de fois avec succès.

2° Les mensurations faites de l'espace crico-thyroïdien nous ont prouvé qu'une canule appropriée peut passer par cet espace. Celui-ci ayant une moyenne de neuf à onze millimètres c'est à la canule à bec de Krishaber, n° 5, qu'on donnera la préférence.

3° L'opération est facile, et la région ne présentant pas des vaisseaux volumineux, on pourrait sans crainte la pratiquer avec le bistouri. Dans les cas de vascularisation anomale, on doit donner la préférence au thermo-cautère, et faire l'incision par ponctuations successives afin d'éviter les eschares et à leur chute l'hémorrhagie secondaire.

Si la canule trouvait de la résistanco pour décrire son arc de cercle, une incision verticale du cricoïde suffira pour lui permettre de pénétrer à fond.

4° La laryngotomie qui nous occupe, serait formellement indiquée dans les cas de gonflement et de déformation du cou, qui entraînent une déviation de la trachée ; dans les cas de cou extrêmmeent court, d'hypertrophie du corps thyroïde et de développement des vaisseaux dans la région laryngo-trachéale ;

Dans les cas d'obstacle à la respiration siégeant au niveau, ou au-dessons des cordes vocales ;

Dans les cas de dangers immédiats, réclamant l'accès le plus rapide de l'air dans les voies aériennes et dans certains cas, comme opération préliminaire.

5° Les complications qu'on avait signalées à cette opération telles que fistules de l'espace, ulcération de la partie postérieure de la trachée, lésions des cordes vocales etc, nous avons vu qu'elles ne se sont pas montrées dans les différentes opérations pratiquées jusqu'à aujourd'hui et des malades ont pu porter la canule long-temps sans déterminer aucune lésion appréciable.

6° L'opération de Vicq d'Azir trouverait une contre-indication formelle dans les cas de tumeur envahissant l'espace crico-thyroïdien. Dans ces cas, le larynx est modifié dans ses rapports, les articulations sont ankylosées et la lumière du cricoïde rétrécie au point de gêner sérieusement le passage de la canule.

En résumé, l'opération de la laryngotomie inter-crico-thyroïdienne par sa simplicité est une excellente opération, facile, dépourvue de la plupart des inconvénients et des dangers de la trachéotomie et enfin la seule possible dans certains cas.

BIBLIOGRAPHIE

Galien. — « Opera omnia quæ extant. » De bronchotomia Venetiis, 1562.

Paul d'Egine. — De re medica opus. Opérations. Paris, 1532.

Vicq d'Azir. — Mémoires de la Société royale de médecine, 1776, page 311.

Fourcroy. — Thèse « De nova laryngotomiæ ». Méthode, 1779.

Dessault. — Œuvres de chirurg. Paris, 1812. Vol. II, p. 236.

Roux. — Arch. méd. T. XXVII, 1re série, p. 545. 1831.

Blandin. — Anat. topog. 1834.

Lenoir. — De la bronchotomie. Thèse d'agrég., 1841.

Bourguet (d'Aix). — De la bronchotomie. Montpellier, 1834.

Boyer. — Traité des maladies chirurgicales. T. V, 1846.

Sestier. — De l'angine laryngée œdémateuse. Monographie, 1852.

Velpeau. — Médecine opératoire. T. III, 1833.

Raser. — Éléments de pathologie chirurgicale spéciale, 1870.

John Eric Erischen. — The Science and art. of Surgery, 2e édit. London, 1877.

Choukry. — Trachéotomie et laryngotomie inter-crico-thyroïdienne au moyen des instruments incandescents. Paris, 1878.

Launay (Henri de). — De la laryngotomie inter-crico-thyroïdienne. Paris, 1882.

Hameau. — Thèse. Paris, 1883.

Krishaber. — Annales des maladies de l'oreille et du larynx, 1878.

Planchon. — Thèse. Faits cliniques de laryngotomie, 1869.

Bulletin de la Soc. anat., 1880.

Imprimerie A. DERENNE, Mayenne. — Paris, boulevard St-Michel, 52.

www.ingramcontent.com/pod-product-compliance
Ingram Content Group UK Ltd.
Pitfield, Milton Keynes, MK11 3LW, UK
UKHW020327220726
13923UKWH00003B/1415

9 782329 059976